HYGIÈNE DENTAIRE

CONSEILS

AUX MÈRES DE FAMILLE, AUX MAITRES DE PENSION, ETC.

POUR LA

DENTITION DES ENFANTS

PAR

E. DIDIER

Chirurgien-Dentiste, à Châteauroux, Chevalier de la Légion-d'Honneur

PRIX : 50 C.

PARIS

LIBRAIRIE CLASSIQUE, AGRICOLE & SCIENTIFIQUE

André SAGNIER, Éditeur

7, Carrefour de l'Odéon, 7

(Anciennement rue de Fleurus, 9)

AOUT 1871

HYGIÈNE DENTAIRE.

CHATEAUROUX — TYPOGRAPHIE ET STÉRÉOTYPIE A. NURET.

HYGIÈNE DENTAIRE

CONSEILS

AUX MÈRES DE FAMILLE, AUX MAITRES DE PENSION, ETC.

POUR LA

DENTITION DES ENFANTS

PAR

E. DIDIER

Chirurgien-Dentiste, à Châteauroux, Chevalier
de la Légion-d'Honneur

PRIX : 50 C.

PARIS

LIBRAIRIE CLASSIQUE, AGRICOLE & SCIENTIFIQUE

André SAGNIER, Éditeur

7, Carrefour de l'Odéon, 7

(Anciennement rue de Fleurus, 9)

AOUT 1871

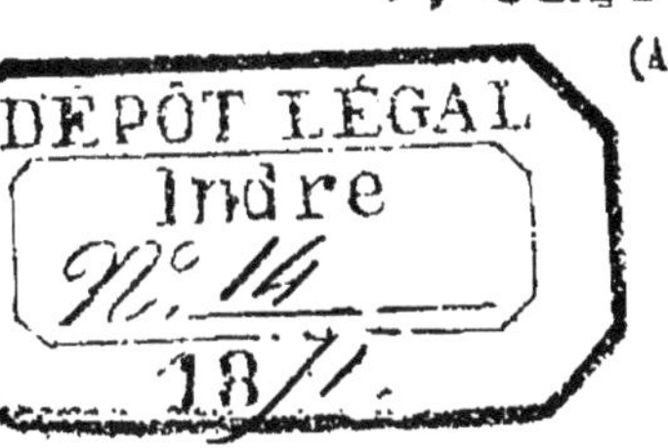

PRÉFACE.

A MES CLIENTS,

Je n'ai nullement la prétention de chercher à faire de la science, ou à montrer de l'esprit, non!

Je veux tout simplement donner quelques conseils et combattre de mauvaises habitudes.

Je n'aspire qu'à être utile; ma seule ambition est de voir quelques-unes de celles qui liront ces lignes, suivre les conseils désintéressés de leur serviteur

DIDIER.

PREMIÈRE PARTIE.

I. — Conseils aux jeunes mères.

C'est pour vous, jeunes mères, qui commencez l'apprentissage de la famille, que j'écris ces lignes, pour vous qui donneriez plusieurs jours de votre existence afin d'éviter une larme à ce bébé blanc et rose, que vous bercez sur vos genoux, à ce petit être que Dieu, dans son inépuisable bonté, vous a envoyé pour vous consoler des dures épreuves de la vie et vous aider à les supporter. En lui vous mettez toutes vos joies, tout votre espoir, il est votre orgueil. Mais si ses premiers sourires vous égayent le cœur, ses premières larmes vous le brisent. C'est pour éviter, autant qu'il est possible, ces larmes et diminuer vos angoises que je vous prie d'écouter les conseils de celui qui, comme vous, aime ces charmantes petites créature, qui vous dit : « Idolâtrez vos enfants, accablez-les de caresses, » vivifiez-les de vos sourires, mais ne reculez » jamais devant l'accomplissement de votre devoir, si vous voulez leur éviter des souffrances » horribles, que votre faiblesse leur préparerait, » faiblesse que ces chers ingrats seraient les » premiers à vous reprocher peut-être. »

Nous allons, si vous le voulez bien, nous occuper de ce qui peut amener ces premières souffrances.

Les premières dents.

On désigne par le mot dentition, la sortie et l'accroissement des dents ; nous allons d'abord nous occuper de ce phénomène, car c'est lui qui, présentant le plus de dangers, demande les soins les plus constants, seul moyen de faciliter le travail de la nature et d'éviter les accidents secondaires.

La nature attentive à pourvoir à toutes les nécessités, a donné aux gencives du nouveau-né une force suffisante pour opérer la succion ; à cet effet, elle les a fortifiées par une substance cartilagineuse, qui s'étend sur les bords alvéolaires. Cette substance qu'on peut appeler cartilage dentaire est relevée en saillie tranchante, surmontée de dentelures nombreuses, et haute de quelques millimètres, elle disparaît au fur et à mesure que la sortie des dents s'effectue.

Voici approximativement l'époque de l'apparition des dents de lait :

Grandes incisives de 6 à 8 mois, quelquefois de 4 à 13 ;

Petites incisives de 7 à 9 mois ;

Premières molaires de 14 à 16 ;

Canines de 17 à 18 ;

Deuxièmes molaires de 24 à 34.

Généralement la denture est complète vers l'âge de 2 à 3 ans.

Les accidents locaux les plus communs de la première dentition, sont une salivation abondante, une démangeaison et un gonflement des gencives, qui sont tendues, rouges, brûlantes et douloureuses. On devra, pour prévenir les accidents nombreux qui accompagnent si souvent cet état, placer les enfants dans de bonnes conditions hygiéniques. D'abord je recommanderai de les tenir dans la plus grande propreté et de les préserver du froid et de l'humidité.

Il faut également éviter les hochets faits avec des corps durs, tels que l'ivoire, le verre, l'or, l'argent, etc., que l'on donne généralement aux enfants en croyant faciliter la dentition, car on atteint un but diamétralement opposé à celui qu'on s'est proposé ; leur contact durcit les gencives et forme des calus qui augmentent les difficultés de la dentition et les douleurs qu'elle occasionne. L'enfant porte à sa bouche tout ce qu'il peut prendre, c'est avec plaisir qu'il le serre entre ses mâchoires ; il faut faire bouillir dans du lait un morceau de racine de guimauve et le lui donner à sucer. Toutefois si les gencives sont le siége de douleurs vives, produites par l'irruption laborieuse d'une ou de plusieurs dents, il faut frotter les gencives avec du jus de citron, et si cela ne suffit pas, il ne faut pas hésiter à les faire inciser.

On pratique l'incision avec l'ongle; cette manière est même préférable, la plaie se refermant moins facilement, de cette façon l'on fera cesser l'étranglement; il se produira un soulagement immédiat et la sortie des dents se fera avec facilité.

Ces différents états peuvent être accompagnés de fièvre, de mouvements spasmodiques, de convulsions violentes, de diarrhée que le professeur Trousseau recommande de combattre par les moyens les plus actifs. Dans l'un ou dans l'autre de ces cas il faut appeler le médecin.

A ce moment se place la grande question du sevrage, laquelle est souvent tranchée trop à la légère.

Je ne saurais trop recommander d'attendre la sortie d'un groupe de dents pour sevrer l'enfant. En effet, aussitôt qu'un groupe de dents est sorti l'enfant s'arrête et se repose.

Profitez alors de cet intervalle pour sevrer, car le moment est propice, mais ne sevrez pas vos enfants lorsqu'ils auront cinq, sept, neuf, onze dents sans quoi vous les exposeriez à périr de cette terrible affection des entrailles, appelée le *choléra infantille.*

L'instant le plus favorable au sevrage est l'instant qui sépare le quatrième du cinquième groupe de dents.

En effet, l'enfant est muni de douze dents et il a devant lui environ deux mois, pendant lesquels il n'y a point d'accidents à redouter du côté de l'instestin, et puis lorsque les canines viennent à apparaître (et c'est le groupe qui présente le plus de danger), il est habitué à son nouveau régime et bien préparé à la crise qu'il va traverser.

Cependant, si des intérêts de famille ou la santé de la nourrice vous obligeaient à désirer un sevrage prématuré, ayez bien soin que votre enfant ait six dents et tâchez de choisir le moment où le groupe vient de terminer son évolution.

Sans doute, les choses ne se passent pas toujours régulièrement, mais à quelques jours près, vous distinguerez facilement le moment de repos.

Je dois prévenir mes lectrices que les conseils que je donne ne sont pas seulement fondés sur ma propre expérience, mais basée sur celle non contestable des docteurs *Trousseau*, *Carron*, *Dauzat*, *Malgaigne*, *Claudius Stuart*, etc., ce n'est donc pas mon opinion seule que j'émets, c'est celle des autorités de la science, puisée dans leurs ouvrages, surtout dans ceux de MM. Dauzat et Trousseau.

Ceci posé, je continue : les dents de lait, une fois sorties, durent jusqu'à l'âge de 6 à 7 ans ; à partir de cette époque elles commencent à tomber et sont remplacées par les dents permanentes jusqu'à 13 ou 14 ans, (les dents de sagesse exceptées, qui ne se montrent que de 18 à 30 ans.) — Pendant toute cette période de croissance on doit continuer les soins dont on les a entourées dès les premiers soins de leur évolution.

Ainsi, dès l'âge de 4 ans, il faut habituer les enfants à se rincer la bouche à l'eau froide aromatisée par quelques gouttes d'eau dentifrice, ou ce qui serait encore préférable, à se gargariser avec de l'eau dans laquelle on aurait laissé macérer une poignée de son pendant douze heures et qu'on aurait filtrée ensuite; puis à se brosser les dents, mais avec une brosse très-molle et très-douce. — Jamais de poudre pour les enfants.

Par ce simple moyen vous maintenez la bouche et les dents des enfants dans un état de propreté et de fraîcheur, et vous prevenez la carie et les douleurs si vives qu'elle occasionne.

Je ne saurais trop recommander de ne pas leur laisser brosser leurs dents, les mâchoires étant fermées, il faut, au contraire, qu'ils écartent les arcades dentaires et qu'ils prennent la brosse selon la longueur des dents, en la faisant agir du haut en bas pour les dents supérieures, et de bas en haut pour les inférieures, afin de nettoyer, autant que possible, les interstices, sans détacher la pointe conique qui sépare les dents entre elles et qui concourt à leur solidité et à l'ornement de la bouche.

Il est important de faire rincer la bouche après chaque repas et le soir en se couchant; d'éviter l'usage très-fréquent de certains aliments tels que le sucre qui, sous toutes ses formes, a une influence destructive incontestable; ses débris s'accumulant entre les dents, s'y décomposent et les attaquent.

Il est à remarquer que les ouvriers rafineurs et confiseurs ont de bonne heure les dents ravagées par la carie.

L'usage des boissons et des aliments très-chauds, le vinaigre, les acides en général, les eaux calcaires ont, au plus haut degré, la propriété de faire carier les dents.

Ne pas laisser mettre d'épingle dans la bouche et ne couper ni fil, ni soie, ni laine, ni coton avec ses dents.

Ces conseils s'appliquent aux grandes personnes en même temps.

Par suite d'un préjugé fort répandu, on fait arracher les dents de lait avec beaucoup trop de légèreté; cette méthode est non-seulement barbare mais encore elle est nuisible, c'est ce que je tâcherai de démontrer dans le chapitre suivant.

II. — Inconvénient de l'extraction des dents de lait.

Ainsi que je le disais dans le précédent chapitre, on arrache les dents de lait avec beaucoup trop de sans façon. — Quand on pense à l'empressement qu'apportent certains dentistes à leur extraction, ne croirait-on pas qu'ils comptent sur cette opération pour mettre quelque chose sous leurs propres dents, et cependant, dire qu'on les laisse faire... Enfin !

Pour moi j'avance, avec tous les praticiens sérieux, qu'on ne doit recourir à ce moyen extrême que dans des cas excessivement rares et que dans une absolue nécessité, car il est de toute évidence, que si la dent temporaire est arrachée avant que la dent permanente correspondante soit assez développée pour faire son apparition, l'alvéole se rétrécit, les parois alvéolaires se referment, et alors la place qu'occupait la dent arrachée se trouvant conséquemment envahie par les dents voisines, la sortie devient très-difficile.

Et dans le cas où plusieurs évulsions auraient été faites, l'arcade dentaire se rétrécissant petit à petit, les dents permanentes qui ne trouveraient pas assez d'espace, pousseraient les unes sur les autres et produiraient ainsi une dentition tout à fait défectueuse.

De plus, le praticien qui opère de cette manière court grand risque de déplacer la couronne, en voie de formation de la dent de la seconde dentition correspondante, qui se trouve entre ses racines, et de renverser la bulbe de la dent permanente, ce qui amènerait des désordres graves.

Deux circonstances seulement justifient l'évulsion d'une dent primitive : la première, lorsqu'elle est chancelante ; la seconde, lorsque celle de remplacement qui y correspond commence à se montrer ou qu'elle pousse mal ; hors ces deux cas, pas d'extraction.

Une grande prudence doit être apportée dans l'extraction des dents de lait, même lorsqu'il s'agit de favoriser la sortie des dents permanentes, car si les dents temporaires sont enlevées trop tôt, les dents permanentes ne rencontrant aucun obstacle à leur sortie, le maxillaire ne se développera pas en proportion des organes nouveaux qu'il doit contenir et produira une disposition irrégulière.

Toutes ces considérations ne sont que pour démontrer combien est grande l'influence des dents de lait sur les dents permanentes, et de quelle importance est leur conservation pendant toute la période de leur durée normale pour l'avenir des dents fixes.

Aussi, lorsqu'une de ces dents est cariée, doit-on s'empresser de faire remplir la cavité, quelque petite qu'elle soit, avec une matière convenable, afin d'arrêter la carie et de permettre à l'enfant de mastiquer sur la dent malade.

Mères, écoutez mes conseils désintéressés, car, ainsi que l'a bien dit le docteur Claudius Stuart, dans ses leçons *sur les cheveux et sur les causes qui en amènent la chute* : « il y a deux beautés qui » sont entièrement dans les mains de la mère de » famille et qu'elle peut développer, pour ainsi » dire, à son gré, ce sont les cheveux et les dents. » En effet, au lieu de tourmenter la chevelure » des jeunes filles selon les caprices de la mode, » il faut la cultiver suivant les règles d'une saine » hygiène ; au lieu de laisser se produire une » dentition vicieuse, devant laquelle on sera im- » puissant plus tard, il faut de bonne heure » suivre avec attention toutes les phases de l'évo- » lution dentaire, pour remédier de suite à toute » irrégularité ; tels sont, mères de famille, les » premiers conseils, qu'autorisé par mon expé- » rience et mes travaux, je viens vous donner » pour la santé de vos jeunes enfants. Les écou- » terez-vous ? Je n'ose l'espérer, car les charla- » tans tiennent encore la palme d'or. »

III. — La croissance.

Mes dernières recommandations ont été entièrement pour les enfants, mais ces bambins vont grandir et devenir peu à peu, les uns de beaux garçons, les autres de gracieuses jeunes filles; à vous la mère et à moi dentiste de les suivre dans leur croissance.

A la mère je dirai : écartez d'abord les premiers ennuis de la vie; moi je vous conseillerai pour leur éviter les souffrances.

Donc, c'est de l'hygiène de la bouche que je vais vous entretenir : je tâcherai d'être bref et clair, j'éviterai autant que possible les théories ténébreuses, peu ou point de mots techniques, de termes scientifiques; dans ce petit travail, je me propose d'être clair, mais non pédant.

Si la lecture des conseils que je vous donne n'est pas attrayante, n'en accusez que mon manque d'habitude d'écrire, maniant mieux, sans vanité, un instrument de chirurgie qu'une plume; l'unique but que je me propose c'est de vous éviter les peines et les regrets que peuvent entraîner le manque de soins de jeunes enfants, — Si j'atteins ce but, je m'estimerai très-heureux.

Avant d'aborder la question de la conservation des dents, je crois nécessaire de dire quelques mots sur leur utilité, sur leur nom, sur leur croissance, sur leur maladie.

La durée de la vie humaine est en raison du degré de perfection des différentes fonctions du corps; de toutes ces fonctions la plus importante est, sans contredit, la digestion, car aussitôt qu'elle est arrêtée ou défectueuse, toutes les autres s'en ressentent et se font d'une manière incomplète; or, pour que la digestion se fasse régulièrement, il faut, comme condition *sine qua non*, que les aliments soient bien triturés.

On peut affirmer en se basant sur les faits, que les trois quarts des affections de l'estomac et certaines migraines et névralgies sont occasionnées par une mauvaise mastication, car il existe des rapports intimes et une corrélation qu'on ne saurait nier, entre l'estomac et le cerveau.

L'enfant de douze à quatorze ans a vingt-deux dents; l'adulte trente-deux, seize à chaque mâchoire, ces dents sont ainsi subdivisées: quatre incisives; deux grandes et deux petites, — deux canines, — quatre petites molaires et six grosses pour chaque maxillaire; de ces dernières molaires on pourrait en retrancher deux, appelées dents de sagesse, qui ne poussent que très-tard et qui, quelquefois même, restent complètement recouvertes par la gencive.

Quelques auteurs ont prétendu que les dents isolées qui poussent dans un âge avancé, même chez les vieillards, étaient une troisième dentition; cette qualification ne peut leur être appliquée, car non-seulement elle n'est jamais complète, mais encore plus nuisible qu'utile; je laisse donc cette opinion à ceux qui l'émettent et ne veux m'occuper que de la seconde dentition, ou dents permanentes, qui apparaissent à peu près aux époques suivantes :

Premières grosses molaires (deux à chaque mâchoire), de six à sept ans.

Grandes incisives inférieures, de six à huit ans.

Grandes incisives supérieures, de sept à neuf ans.

Petites incisives, deux en bas et deux en haut, de huit à dix ans.

Premières petites molaires, haut et bas, de neuf à onze ans.

Canines, deux à chaque mâchoire, de dix à douze ans.

Deuxièmes petites molaires, deux à chaque mâchoire, de onze à treize ans.

Deuxièmes grosses molaires deux à chaque mâchoires de douze à quatorze ans.

Les deux dernières grosses molaires ou dents de sagesse, de dix-huit à trente ans.

Il est facile de distinguer ces dents des dents de lait qui, à leur coloration sont d'un blanc jaune, tandis que les premières sont d'un blanc bleuâtre et généralement plus petites.

Vous parlerai-je maintenant de toutes les affections ou maladies dentaires, de leur marche, de leur développement, etc., non ; car ce serait dépasser le cadre que je me suis tracé, en même temps que sans avantages pour vous; je m'exposerais à vous ennuyer ou à vous lasser, qu'il vous suffise donc d'en connaître les noms.

DEUXIÈME PARTIE.

CONSEILS GÉNÉRAUX

I. — Maladie des dents.

Pour combattre avec efficacité un ennemi, il faut l'étudier et le connaître ; aussi, vais-je vous exposer quelques notions utiles à tout le monde.

Les maladies peuvent tenir aux dents, aux gencives, aux maxillaires, aux muscles, aux nerfs ou à une atteinte éprouvée par la constitution générale ; ce dernier cas se rencontre chez les scorbutiques, les rachitiques, les ouvriers qui travaillent le fer, le phosphore ou le mercure ; les dents peuvent être atteintes de fractures, de lésions, de caries, de tartre, de ramollissements, etc.

Les gencives sont sujettes aux stomatites, aux ulcérations, aux abcès, aux engorgements aigus ou chroniques, à l'inflammation, et même à la à la gangrène.

Les affections des muscles et des nerfs n'offrent rien de particulier dans cette région.

Nous ne dirons quelques mots que de la carie, du tartre, des fluxions et des abcès qui en sont souvent le résultat.

La carie des dents a une cause encore ignorée; on a beaucoup discuté et on discutera probablement encore longtemps avant d'arriver à une solution plausible ; trêve donc de discours savants, contentons-nous de constater le fait, c'est que les dents se carient et que le seul remède à apporter à cette affection c'est de faire panser puis obturer la dent malade, sans quoi, l'opération barbare de l'extraction deviendrait indispensable.

La carie commence presque toujours extérieurement par la destruction d'une petite partie de l'émail, puis elle attaque la partie osseuse et enfin la pulpe nerveuse (ce que l'on appelle communément le nerf dentaire); mais avant que la carie arrive à cette période, il est probable que vous vous étiez aperçu que vous aviez une dent qui se gâtait; mais comme toujours vous avez attendu, puis, un beau jour, la douleur étant trop forte, vous vous présentez chez un dentiste pour la faire arracher; exagération que cela !

Si la dent est douloureuse, il faut faire un ou deux pansements pour enlever cette douleur, puis, quand l'insensibilité est complète, on obture la dent : une dent bien obturée doit durer plusieurs années.

Le tartre est un enduit, d'abord limoneux, jaunâtre ou blanchâtre qui s'amasse au collet des dents, se durcit et forme à la base de la couronne une incrustation calcaire, souvent très-dure, qui finit par amener une congestion des gencives, le déchaussement et l'ébranlement des dents.

L'on se demande que faire pour éviter cet inconvénient ; c'est bien simple, il suffit de se faire enlever adroitement ce tartre à chaque fois qu'il deviendra visible, non pas avec des substances acides qui dissolvent l'émail en même temps que le tartre et qui, à la vérité, vous rendent les dents blanches comme la neige, ce qu'on obtient en corrodant les dents qui deviennent noires ensuite, mais par un dentiste consciencieux qui ne cherchera pas à vous plaire momentanément, préférant conquérir votre estime par une opération moins brillante mais plus sûre.

Les fluxions sont des engorgements du tissu cellulaire des joues qui peuvent avoir deux caractères, ou elles sont simples *œdémateuses* (pardon pour ce mot technique, et alors elles ne sont précédées ni accompagnées de douleurs, elles sont produites par le froid ; ou elles sont *phlegmoneuses* et alors il y a formation d'un abcès au bout de quelques jours, ce qui fait cesser les douleurs ; mais un danger reste, c'est que l'abcès pourrait percer en dehors, c'est ce qu'il faut prévenir en faisant ouvrir à temps ce petit dépôt ; opération qui, du reste, est exempte de douleur.

II. — Traitement préventif.

La première condition pour éviter la souffrance, condition essentielle que je ne saurais trop vous recommander et sans laquelle, du reste, les autres seraient presque nulles, c'est la propreté.

Désirant ne pas prolonger ce petit travail et voulant éviter les répétitions, je vous prierai de vous reporter aux autres chapitres dans lesquels vous trouverez l'enseignement complet de ce que j'entends et recommande à cet égard, comme mesure hygiénique pour les jeunes enfants.

Cette recommandation s'applique également et surtout aux femmes qui ne sauraient s'en exempter sous aucun rapport, pas plus qu'elles ne devraient se faire extraire une dent à certaines époques de l'année, ou pendant une grossesse avancée, à moins d'une absolue nécessité.

Je leur conseillerai aussi de se faire visiter la bouche quelques jours avant ou après l'accouchement par un dentiste (ne pas confondre avec arracheur de dents).

Maintenant, je me permettrai de vous signaler les mauvaises habitudes dont les grandes personnes doivent se défaire, en même temps qu'elles doivent empêcher aux enfants de les contracter.

J'intitulerai ce paragraphe :

CE QU'IL NE FAUT PAS FAIRE.

Les femmes et les demoiselles ont généralement la mauvaise habitude, le matin, en sortant du lit, ou le soir, en se couchant, de marcher pieds nus ; ce manque de précaution n'a peut-être pas, dès le principe, de graves inconvénients, mais plus tard il peut devenir funeste, et beaucoup d'affections de gencives, de migraines, de maux de dents et de névralgies n'ont pas d'autres causes.

Une autre habitude que contractent encore et souvent les enfants, et contre laquelle il faut les prémunir, c'est de ne manger que d'un côté, car alors du côté où la mastication n'a pas lieu, vient s'accumuler le tartre, de là carie ou déchaussement des dents.

N'employez jamais le camphre ou l'encens, ces matières font casser ; ne vous servez non plus d'épingles, d'aiguilles, d'un canif ou d'une plume métallique ; une simple plume naturelle doit être seule employée comme cure-dents.

Une faiblesse d'esprit très-regrettable et souvent funeste, qu'il est si difficile de faire abandonner, qu'on la croirait passée dans nos mœurs, c'est l'emploi des remèdes, dits de commères, conseillés et exécutés sottement de bonne foi.

Ne vous servez jamais de drogues, même des plus anodines, sans l'avis de votre médecin.

Ne confiez jamais la bouche de vos enfants à un dentiste de passage dont le talent et la moralité ne vous sont pas parfaitement connus.

Certaines personnes préfèrent se faire arracher les dents par ces empiriques et non par un médecin, c'est une grande faute ; car si ce dernier a moins de pratique, il a au moins pour lui la prudence, et alors pour vous, rien à redouter ; ou si contre toute prévision et malgré toutes les précautions, il survenait quelques complications, il saurait y remédier, tandis que le premier ne peut que les déterminer et jamais les guérir.

Évitez encore de vous faire endormir, toutes les inocculations de chloroforme, d'éther, etc. sont généralement plus dangereuses qu'utiles puisqu'il est contre nature d'arracher, et dès qu'il est reconnu, par nos plus célèbres praticiens, qu'on peut guérir 90 ou 95 dents sur cent, il me semble qu'il est rationnel de s'arrêter à ce moyen.

Cette opinion est, du reste, celle de tous les praticiens qui ont écrit sur cette question.

Les dents ne sont pas seulement indispensables pour préparer la digestion des aliments, mais encore, et celles de devant surtout, pour l'articulation nette des mots ; leur perte amène une prononciation désagréable presque incompréhensible, et produit un sifflement regrettable.

Leur manque complet provoque l'aplatissement de la voûte palatine et déforme presque complètement le visage.

Ce simple exposé doit suffire pour démontrer quelle influence peut avoir sur la santé l'état des dents, et combien de soins on doit apporter pour les conserver, l'état physique agissant sur l'état moral.

Si vous les négligez, vous mettez (suivant une expression brutale, mais vraie) des indigestions sur la planche, vous ruinez votre santé et, comme dit A. Caron, vous rencontrez l'hiver avant l'automne.

Je ne m'étendrai pas sur l'anatomie et la physiologie des dents, vous savez parfaitement qu'elles se composent de trois parties, qui sont : la racine, le collet et la couronne ; que cette dernière est garnie d'émail, ce qui la rend très-dure et conséquemment propre à broyer tous les aliments, etc., etc.

III. — Traitement curatif.

Je crois vous avoir donné dans les précédents chapitres tous les avis utiles et nécessaires pour prévenir le mal, mais si, malgré mes conseils et malgré la prévoyance et les soins que vous aurez apportés à vous y conformer, la maladie se déclarait, il est de mon devoir de vous mettre à même de la combattre ou de la soulager, en attendant la visite d'un dentiste, dans le cas où près de vous il n'y en aurait pas, et dans l'hypothèse où celui qui y serait n'aurait pas votre confiance.

Je vais commencer par le traitement de la carie, maladie la plus commune et la plus douloureuse.

Aussitôt que vous apercevrez qu'une ou plusieurs dents sont cariées, prenez un cure-dents en plume, coupez la pointe, puis enlevez tous les détritus qui pourraient s'être logés dans la cavité; ceci fait, tamponnez avec un peu de ouate imbibée dans la teinture de benjoin bien concentrée.

Par ce moyen, non-seulement vous empêchez la carie d'augmenter, mais encore vous diminuez la douleur et vous évitez la mauvaise haleine.

Mais si la carie est trop douloureuse, ce traitement devient insuffisant. — Faites alors préparer, par un pharmacien, un caustique ainsi composé :

Créosote. . . . . . . 1 gramme.
Chloroforme . . . . 1 gr.

et dans lequel vous trempez une petite boule de coton que vous introduisez dans la cavité, en ayant soin de la recouvrir d'une autre boule trempée dans le benjoin.

Vous renouvellerez ce traitement tous les deux jours jusqu'à ce que la douleur soit apaisée.

En opérant ainsi, vous calmez vos souffrances

et vous attendez votre dentiste avec plus de patience.

Passons maintenant aux maladies des gencives, résultant le plus souvent d'un coup d'air, d'un chaud et d'un froid, d'humidité aux pieds ou de l'approche de certaines époques.

Donc, lorsque vous apercevrez que les *gencives* s'enflamment, s'engorgent ou deviennent sanguinolentes, faites composer, pour prévenir tout accident, un gargarisme astringent de la manière suivante et suivant la formule de *M. Marchal de Calvi*, et qui est certainement la plus efficace entre toutes celles que j'aie employées.

FORMULE :

Alcool à 86°........	40 grammes.
Tannin pur........	6 gr.
Teinture de benjoin ..	6 gr.
Essence de menthe...	5 gouttes.

Si les gencives sont tuméfiées, enflammées etc., ajoutez : eau de quinquina rose, 5 gr.

Ce remède est facile à administrer.

Mettez vingt gouttes dans le quart d'un verre d'eau et gargarisez-vous.

Inutile d'en faire économie puisqu'il ne peut se conserver plus d'un jour, le tanin se décomposant, la potion a un goût désagréable.

Il est indispensable de le faire le matin et soir jusqu'à ce que les gencives aient recouvré leur teinte rosée, mais en ayant soin pendant le traitement de ne pas employer de ferrugineux, sinon les dents deviendraient noires, ce qui est toujours désagréable, pour les dames surtout.

Si au contraire, vous êtes atteint d'une fluxion, faites un cataplasme de farine de lin ou de figues bouillies dans du lait, pour gargarisme, ou bien encore une fumigation de bouche. Si c'est un coup d'air et que les dents soient douloureuses, vous prenez un gargarisme ainsi composé :

Eau. . . . . 1 litre.
Feuilles de guimauve, une poignée.
Pavot, une demi-tête.

Faire bouillir et se gargariser 6 à 8 fois et surtout avant de se coucher, si l'on peut, prendre un bain de pieds, pas trop chaud; mettre un peu de cendres dedans.

Quant aux névralgies, elles cèdent souvent à quelques grains de quinine; ce traitement est l'affaire du médecin.

Il existe bien encore des pommades, des liquides, des pilules, etc.; mais comme il faut en diriger l'emploi personnellement, je ne puis vous en donner la formule, car ne connaissant pas bien leur mode d'action, vous pourriez vous faire plus de mal que de bien; il faut prendre l'avis de votre médecin.

S'il s'agit d'abcès, il faut, aussitôt que vous vous apercevrez de leur fluctuation, les faire ouvrir pour qu'ils ne percent pas à la partie externe, ce qui produirait une plaie désagréable, et souvent difficile à faire disparaître.

Mes chères lectrices, ne craignez pas qu'on vous accuse de coquetterie, jamais ce péché véniel ne vous aura rendu plus grand service qu'en assurant l'intégrité de vos digestions et, par suite, la santé générale de l'économie.

Dès la plus haute antiquité on avait songé à remplacer les dents absentes, et il eût été, en effet, étonnant que les dames romaines qui passaient, ainsi que leur reproche Senèque, toute la matinée à disposer leurs cheveux, n'eussent pas cherché *à réparer des ans l'irréparable outrage.*

Mais les procédés étaient très-défectueux, et il faut arriver à notre siècle pour voir la prothèse dentaire prendre son essor et parvenir, presque d'un bond, à la perfection que l'on obtient aujourd'hui au moyen des pièces artificielles, de dents minérables incorruptibles à base de vulcanite, qui remplissent sans inconvénients, le rôle des dents naturelles.

TROISIÈME PARTIE.

I. — Pièces artificielles et les différents systèmes.

Pour terminer et compléter mes causeries, il me semble indispensable de vous donner sommairement quelques détails utiles sur les dents et pièces artificielles des différents systèmes, ainsi que sur leur valeur et leurs inconvénients.

Je vous ai déjà fait connaître quelle importance avaient les dents au point de vue de la santé, de la parole et de la beauté, je ne reviendrai donc pas sur ce point et me bornerai à vous dire que les dents artificielles doivent remplir le même rôle que les dents naturelles, c'est-à-dire avoir la même utilité.

Examinons donc et comparons les divers systèmes de pièces et dents artificielles.

Il y a trois espèces de dents : les dents humaines, les dents d'hippopotame, dites osanores, et les dents minérales.

Dents humaines et pièces métalliques.

Ces dents qui répugent à presque tout le monde, par la raison qu'elles ne peuvent provenir que de personnes mortes, éloignaient toutes les personnes de se faire poser des pièces artificielles ; ce qui les a fait encore abandonner et avec raison, c'est qu'elles s'altèrent très-rapidement, leur durée ne dépassant pas cinq à six ans.

On se les procurait généralement dans les hôpitaux et les ambulances.

Ces dents sont forcément soudées sur une base métallique, or ou platine ; mais tous les métaux quels qu'ils soient, étant antipathiques aux gencives, offrent une certaine rigidité qui rend la la mastication difficile et même fatigante, et de plus, subissent une action galvanique, parfois assez intense pour troubler le système nerveux et réveiller les douleurs névralgiques ; j'en ai constaté maintes fois les dangereux effets sur l'organe visuel et sur l'ouïe.

Le contact des métaux, quel que soit leur titre, occasionne des excoriations, des aphthes, des ulcérations, des abcès.

Les pièces métalliques, en général, déchirent et tuméfient les gencives, les déchaussent, usent et coupent les dents auxquelles elles sont adaptées parce qu'elles sont trop lourdes.

Dents d'hippopotame ou ivoire, tirées du cheval marin.

Les pièces d'hippopotame s'altèrent, se jaunissent et se déforment sous l'influence des liquides buccaux, en se décomposant elles affectent la vue et l'odorat, et corrompent les dents saines ; c'est, du reste, une loi chimique que tout produit animal est susceptible de putridité et de décomposition.

Trois catégories de dentistes fournissent encore cette espèce de dents :

Les dentistes octogénaires et conséquemment les routiniers ;

Quelques patriciens dont la clientèle aristocratique ne craint pas le renouvellement de ces pièces deux ou trois fois l'an ;

Enfin certains industriels improvisés qui bénissent les législateurs du 19 ventôse, an XI, en raison de leur mutisme sur l'exercice de la chirurgie dentaire.

Chaque fois, du reste, que les poseurs de dents d'ivoire ont pu craindre que l'engouement du public ne les abandonnât pour un autre système de dents, ils les ont baptisées d'un nouveau nom, et enfin, à bout de dénomination, ils ont inventé le mot *Osanore*, nom qui défie le savoir des plus patients chercheurs d'étymologie.

Je vous demanderai donc ce qu'il faut admirer

ou ce qu'il faut plaindre. Est-ce l'aplomb des spécialistes qui débitent semblable marchandise, est-ce le béotisme du public qui se prête à cette spéculation.

Dents minérales à bases vulcanites.

La vulcanite a pour élément principal la gutta-percha et le caoutchouc vulcanisés.

Dans une chaudière à vapeur, dite chaudière Papin et à une température de 180 degrés centigrades, la vulcanite acquiert la dureté de l'ivoire.

Aussi malléable que la cire avant d'être soumise à l'action de la vapeur, elle se moule et s'applique avec une grande facilité, ce qui permet de reproduire les détails les plus minutieux des gencives et de la voûte palatine.

La vulcanite est en outre d'une inaltérabilité absolue, inattaquable par les acides et les dissolvents ordinaires.

Indéformable malgré les influences auxquelles elle peut être soumise, elle a de plus encore l'agrément de s'adapter avec précision sur les gencives et les racines qui restent, quelles que soient la forme et les particularités que présente la bouche.

D'une grande légèreté, d'un poli parfait, elle se marie convenablement, pour la couleur, avec la muqueuse buccale ; mauvais conducteur du calorique, elle ne subit pas l'action galvanique que subissent tous les métaux en général.

Enfin, à tous ces avantages, vous pouvez ajouter ceux de la solidité et de la durée.

Les dents minérales encastrées dans la vulcanite qui forme la gencive artificielle, pressées par elle de toutes parts, appuyées contre elle dans presque toute leur hauteur, ne peuvent ni s'échapper ni s'ébranler comme dans les autres systèmes, elles ne sont susceptibles d'être brisées que par un effort exceptionnel.

Jusqu'à ces dernières années, les dents minérales ne présentaient pas toujours une grande solidité, mais depuis, perfectionnées par d'habiles fabricants, elles ont acquis une durée presque sans limite.

Ces dents reproduisent fidèlement la forme, les contours, les nervures, la transparence et même les irrégularités des dents naturelles ; quant aux nuances obtenues elles se comptent par milliers.

On est parvenu également à fabriquer des gencives artificielles, avec une telle perfection, qu'on croirait voir le sang circuler à travers les chairs.

Seule la dent minérale est incorruptible et peut s'harmoniser complètement avec les dents conservées.

Un mot sur la pose de ces pièces.

Ces pièces sont adaptées sans aucune espèce de souffrance et sans arracher, ainsi que quelques personnes le croient, les racines : les couper ou les limer suffit ; cette opération n'est nullement douloureuse.

Il ne faudrait pas croire cependant que dès le commencement on n'éprouve aucune gêne, au contraire, dans les premiers instants on a la bouche très-embarrassée et l'on a même des difficultés pour parler : pour vaincre ce malaise et cette difficulté, il suffit de lire à haute voix une heure ou deux, alors la parole sort franche et sonore.

Il en est de même pour triturer les aliments, mais au bout de quelques semaines, souvent même de quelques jours, ces inconvénients ont disparu.

Certaines personnes s'étonnent de ne pouvoir se servir immédiatement des dents artificielles comme des dents naturelles ; si elles se donnaient la peine de réfléchir un peu, elles comprendraient qu'une pièce n'est en réalité qu'un instrument dont on ne parvient à se servir facilement qu'après une certaine habitude.

Il ne suffit pas d'avoir un outil pour savoir travailler, il faut encore, et les personnes qui ont des pièces artificielles sont dans ce cas, apprendre à s'en servir.

Je recommanderai donc, en terminant, d'avoir un peu de patience, c'est le remède à bien des maux.

DIDIER,

Chirurgien-dentiste, à Châteauroux,
Chevalier de la Légion-d'Honneur.

TABLE DES MATIÈRES.

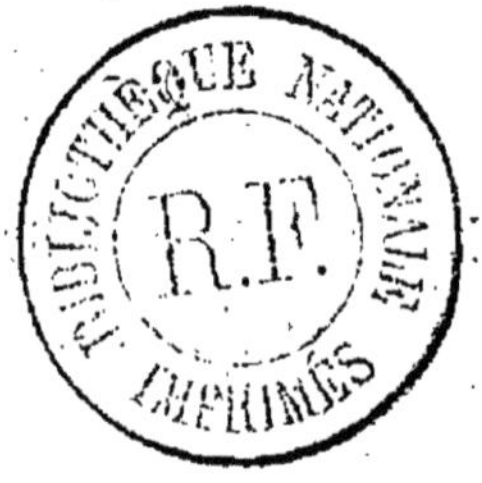

Ancienne Librairie de l'Agriculture, fondée en 1867 rue de Fleurus, 9

COMPTOIR GÉNÉRAL

DE LIBRAIRIE AGRICOLE ET HORTICOLE

PUBLICATIONS ADMINISTRATIVES — ÉCONOMIE POLITIQUE ET SOCIALE — SCIENCES — ENSEIGNEMENT

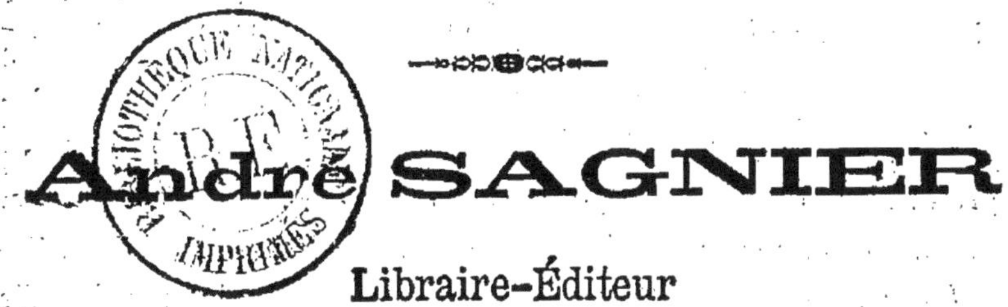

7, CARREFOUR DE L'ODÉON, 7
(Entre les rues de l'Ancienne-Comédie, Saint-Sulpice et Monsieur-le-Prince)

A PARIS

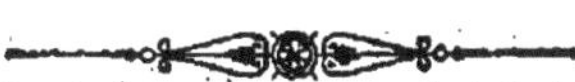

Extrait du Catalogue général

AVIS. — Le Catalogue général de la Librairie ANDRÉ SAGNIER est adressé *franco* à toute personne qui en fait la demande. — Tous les ouvrages demandés, qu'ils fassent ou non partie de ses catalogues, sont expédiés *franco, par le retour du courrier,* contre l'envoi de leur montant en un mandat de poste ou un bon à vue sur Paris. — Un service régulier est organisé dans cette Librairie pour l'importation des ouvrages publiés à l'étranger. — Une remise de 10 pour 100 est accordée en outre à tout abonné d'un journal agricole ou horticole publié à Paris, sur les demandes de livres qui dépassent *cinquante francs.*

La Librairie André SAGNIER reçoit en dépôt les ouvrages relatifs à l'Agriculture et à l'Horticulture, à l'Administration et à l'Industrie, aux Sciences et à l'Enseignement, à l'Économie politique et sociale, dont les auteurs ou éditeurs désirent qu'elle opère la vente pour leur compte.

1870-1871

PUBLICATIONS NOUVELLES

La Ferme et les Champs, *Guide pratique de l'agriculteur,* comprenant 1° la description, le choix, l'emploi des machines et instruments agricoles, les avantages qu'ils présentent, etc.; — 2° la description des principales races chevalines, bovines, ovines et porcines; — 3° la valeur des engrais de ferme et du commerce; — 4° des notions sur les principales cultures, l'emploi des semences, etc., par Ed. Vianne, ingénieur agricole, directeur-gérant du Journal d'agriculture progressive, etc. *Deuxième édition, revue et considérablement augmentée,* 1 fort vol grand in-8° de 548 pages, orné de 372 figures. **6** fr.

Le même ouvrage, relié élégamment en percaline. **7** fr. **50**

La Ferme et les Champs forme une véritable encyclopédie agricole. Cet ouvrage est le seul qui renferme des details récents et complets sur les machines agricoles considérées au point de vue de leur emploi pratique et économique.

Pommes de terre, *leur culture, emploi et conservation,* par Ed. Vianne, 1 vol. in-12 de 144 pages, orné de 31 fig. **1** fr. **25**

On a beaucoup écrit sur les pommes de terre, mais la plupart des écrits sont contradictoires; le nouvel ouvrage de M. Vianne est le seul qui résume ce qui a été dit sur la matière au point de vue pratique de la culture.

Petit Code rural des contributions directes, *Veillées d'un vieux répartiteur de campagne,* à l'usage des autorités municipales, répartiteurs, secrétaires de mairie et contribuables, par MM. Deslignières et Lambert; 6e édition, 1 vol. in-12 de 216 pages. **1 fr. 50**

Le même ouvrage, relié élégamment en percaline. **2** fr.

A B C des contributions directes. Moyens de se rendre compte de ses *impositions,* d'en vérifier l'exactitude, et d'*obtenir des dégrèvements,* s'il y a lieu, par D. Millet; broch. in-8° de 72 pages. **1** fr. **25**

L'Octroi et le Vinage, par Romuald Dejernon, 1 vol. in-12. **1** fr. **25**

L'Étable, *nouveau traité de zootechnie agricole,* par F. Robiou de la Tréhonnais; 1 fort vol. in-12, avec figures. **5** fr.

Almanach-Mabille, indiquant tous les travaux à faire mensuellement en agriculture et en jardinage; 1 vol. in-16 de 200 pages, avec figures. **50** c.

Annuaire des propriétaires horticulteurs et des jardiniers, *tableau synoptique et chronologiqne* des travaux à exécuter dans les jardins, par ISAAC MABILLE, architecte paysagiste; une feuille de 75 cent. de haut sur 55 cent. de largeur, *franco.* **60** c.

Le Propriétaire-paysagiste, manuel d'horticulture, d'arboriculture fruitière et forestière, d'anatomie et de physiologie végétales, de l'ornementation des parcs et jardins, etc., avec plans et vignettes, par ISAAC MABILLE; 1 fort vol. in-12, orné de 175 plans et figures. **5** fr.

Le même ouvrage, élégamment relié en percaline. **6** fr.

Le Petit livre de la santé et du bien-être, *notions pratiques d'hygiène, de médecine et de pharmacie usuelles* ou des cas pressants et d'économie générale, précédées de considérations morales concourant au bien-être, à l'usage des classes laborieuses ou des personnes bienfaisantes, surtout à la campagne, par AUG. GAFFARD; 1 joli vol. in-18 de 216 pages. **1** fr.

Arbres fruitiers. *Culture et taille rationnelles et économiques* des poirier, pommier, prunier et cerisier, par V.-F. LEBEUF; 1 vol. in-12, avec 60 figures. **2** fr. **50**

Les Asperges, les Fraises, les Figues et les Framboises, par V.-F. LEBEUF; 4e édition, 1 vol. in-18, avec 28 fig. **1** fr. **50**

L'Agriculture du Nord de la France, par J.-A. BARRAL.— Tome II. *Les fermes de M. A. Vandercolme,* à Rexpoëde, Killem et Armbouts-Cappel, *les Wateringues* et *les Moëres* de l'arrondissement de Dunkerque; 1 fort vol. grand in-8°, avec de nombreuses figures et planches. **15** fr.

Le Galéga, *nouveau fourrage*, sa culture, son usage et son emploi, par GILLET-DAMITTE; 2e édition, considérablement augmentée de faits et d'expériences de praticiens; 1 vol. in-12. **1** fr. **25**

L'Écrevisse, *mœurs, reproduction, éducation,* par PIERRE CARBONNIER; 1 vol. in-12. **2** fr.

La bonne Ménagère agricole, livre de lecture à l'usage des jeunes filles des écoles primaires, par L.-E. BÉRILLON; 4e édit., 1 vol. in-12, cart. **1** fr. **25**

Instruction et liberté, par ROMUALD DEJERNON; 1 vol. in-12. **2** fr.

Les Quartiers pauvres de Paris. — *Le 20e arrondissement.* Études municipales, par LOUIS LAZARE; 1 v. in-12. **1** fr.

Traité théorique et pratique du levé des plans et de l'arpentage, par H. GOUGET (d'Andelot); 1 vol. grand in-8°, avec 8 planches renfermant 139 figures. **8** fr.

Plus d'insectes nuisibles à l'agriculture, *manière infaillible de les détruire* sans nuire à la végétation des arbres ou des plantes, par V. GERIN; broch. in-8°. **1** fr.

L'Art de ramener la vie à bon marché, *de prévenir les inondations, et de créer des richesses incalculables,* par le docteur Henri Poupon; 1 vol. in-8. **5** fr.

Ouvrage honoré de la souscription du gouvernement.

Catéchisme de droit public, contenant l'exposé, *par demandes et par réponses,* de la *Constitution politique, administrative et financière de la France,* par D. Millet, auteur de *l'A. B. C. des Contributions directes;* 1 petit volume in-12. **75** c.

Prothèse du pauvre. — **Le Bras artificiel agricole,** nouvel appareil prothétique de force, à l'usage des amputés, cultivateurs, manouvriers, etc., par le Dr Gripouilleau; 1 vol. in-8, avec planches. **4** fr.

La Destruction des vers blancs par la jachère, deuxième étude, par Hecquet d'Orval; broch. in-8. **80** c.

L'Œuvre agricole de l'Empereur, par P. C. Dubost; broc. in-8. **50** c.

Etudes sur les terrains agricoles de la Sologne, par Félix Masure; 1 vol. grand in-8, **10** fr.; *franco.* **11** fr.

Les Fleurs de pleine terre, comprenant la description et la culture des *Fleurs annuelles vivaces et bulbeuses de pleine terre,* par Vilmorin-Andrieux et Ce; 3e édition, illustrée de 1,300 figures, 1 fort vol. in-12 de 1,600 pages, cart. **12** fr.

Le même ouvrage, franco par poste. **13** fr. **80**

Reliure très-soignée, dos en maroquin et plats en toile, 1 fr. 75 en plus.

Annuaire du Ministère de l'agriculture et du commerce pour 1870; 1 vol. grand in-8. **3** fr. **50**

Nouvelle organisation de l'instruction primaire, *comprenant l'enseignement agricole,* par Isnard de Belley; broch. in-8. **1** fr. **50**

Traité pratique d'arpentage, à l'usage des cours d'adultes et des écoles primaires, par J. Vogin; 1 vol. in-12, orné de 313 figures dans le texte, et de 4 planches hors texte. **3** fr.

Nous croyons devoir recommander particulièrement à l'attention de MM. les Instituteurs, un *Traité pratique d'arpentage,* publié récemment par M. Vogin, maître-adjoint à l'Ecole normale de Vesoul. La bonne division de l'ouvrage, la brièveté de la partie purement théorique, le grand nombre d'applications usuelles, de planches qu'il renferme, le style clair et précis de l'auteur, le rendent précieux pour les classes d'adultes et les premières divisions des écoles primaires. — (*Bull. administr. de l'intr. prim. de la Haute-Saône.*)

Manuel du cultivateur, Traité élémentaire d'agriculture pratique à l'usage des écoles primaires, par Camille Planchard; 5e édit., 1 vol. in-12, cart. **1** fr. **50**

Du progrès des agglomérations urbaines *et de l'émigration rurale,* par M. Legoyt; 1 vol. in-8. **6** fr.

Envoi franco contre mandats de poste,

Le Contrat social de l'avenir, suivi d'un *projet de constitution du peuple français,* par P.-Ch. Joubert et A. Sagnier; 2e édit. (août 1871), broch. in-8°. **50 c.**

L'homme de Prusse — *Guillaume et Bismarck dévoilés* — par Timon III; 2e édit. (août 1871); broch. in-8°. **50 c.**

Crimes, forfaits et atrocités *commis par les Prussiens sur le sol de la France,* par Némésis; 2e édit. (août 1871); broch. in-8°. **50 c.**

Les funérailles de la Commune *ordonnées par Delescluze,* écrites sous sa dictées par Némésis; broch. in-8°. **50 c.**

La Commune sanglante, par le Comte Alfred de la Guéronnière; 1 vol. in-8° **3 fr.**

République ou Orléanisme, *examen des deux formes de gouvernement,* par Pierre Quantin; 1 vol. in-12. **1 fr.**

M. Georges Ville et ses engrais chimiques, *examen critique des conférences de Vincennes,* par Séverin Leroy; 1 vol. in-12. **1 fr.**

L'armée Française, *ce qu'elle a été, ce qu'elle devrait être;* personnel, matériel, administration, par A. Bisson; 1 volume in-8° **1 fr.**

Hygiène dentaire, *Conseils aux mères de famille, aux maîtres de pensions, etc.,* par E. Didier, chirurgien-dentiste, 1 petit vol. in-18. **50 c.**

Le petit astronome, par Violette Vinot; nouv. édit., 1 vol. in-18 sur joli texte, orné de 18 fig., cart. **30 c.**

Manuel de l'agriculteur du Midi de la France et de l'Algérie, *petite maison rustique méridionale,* par A. Chaillot; 4e édit., 1 vol. in-18. **1 fr. 50**

Leçons pratiques de comptabilité commerciale, par Rollot, 2e édit. 1 vol. in-12. **3 fr. 50**

Architecture rurale *théorique et pratique,* à l'usage des propriétaires et des ouvriers de la campagne, par A. J. M. de Saint-Félix; 3e édit. ornée d'un bel atlas de 56 planches gravées, 1 fort vol. in-4° rel. **25 fr.**

Dictionnaire abrégé des phénomènes de l'atmosphère, *météorologie du cultivateur,* par le Marquis de Saint-Félix; 1 vol. in-12 **1 fr.**

Dictionnaire abrégé des animaux utiles et nuisibles, à l'économie rurale et domestique, *zoologie du cultivateur,* par le même; 1 vol. in-12. **1 fr. 25**

Conseils pratiques sur l'arboriculture fruitière, par Journiac; 1 vol. in-12 avec fig. **3 fr.**

Tarif du cubage des bois équarris et ronds, évalués en stère et et fraction décimales du stère, par G. A. Francon; 1 vol. in-12. **3 fr.**

---

chèques, timbres-poste, etc.

Manuel du service des recettes des postes, par EDMOND SERRE; 1 fort vol. in-12, *franco*. 5 fr. 50

La petite vérole, *histoire, symptômes, traitement et préservatifs*, par JULES MACÉ; broch. in-12 (juillet 1870). 50 c.

Petit manuel de médecine vétérinaire, *à l'usage des cultivateurs*, 1 vol. in-12. (Sous presse).

Causeries agricoles d'un vieux cultivateur, par F. LAUJORROIS;
Tome I. — *Culture et machines*; 1 vol. in-12. 1 fr. 25
Tome II. — *Animaux, laiterie, œnologie et recettes ménagères*; 1 vol. in-12. 1 fr. 25

Études et essais sur les engrais, par GOUSSARD DE MAYOLLES; 1 beau volume grand in-8o jésus. — (*Sous presse.*) 6 fr.

Histoire de l'Internationale, *son passé, son avenir*, par PIERRE QUANTIN; 1 vol. in-12. (*Sous presse*). 1 fr.

Les Prussiens en France, *tablettes de la campagne de* 1870-1871, 1 vol. in-12. (*Sous presse*). 1 fr.

L'art appliqué à la toilette des femmes, par D. MILLET; 1 vol. in-12 (*Sous presse*). 1 fr.

Nouvelle comptabilité agricole *simplifiée*, par ED. VIANNE, directeur du *Journal d'agriculture progressive*; 1 volume in-12. (*Sous presse*). 1 fr. 25

Guide pratique pour l'analyse des engrais *et des matières fertilisantes*, par CH. MÈNE; 1 vol. in-12, avec figures. (*Sous presse*). 2 fr. 50

Le coup d'État de Paris. — *La Commune et Versailles.* — Essai de psychologie politique, par ED. DOUAY; broc. in-8o 1 fr.

Almanach de la ferme et des champs, *pour* 1872, par ED. VIANNE; 1 vol. in-18. (*sous presse*). 50 c.

Le Président Bonjean, otage de la Commune. — *Douze visites à Mazas.* — Notes historiques publiées par CHARLES GUASCO; 1 vol. in-12 2 fr.

Ces notes, publiées dans le *Moniteur universel*, ont rencontré déjà l'accueil le plus sympathique.

Envoi franco contre mandats de poste.

ENSEIGNEMENT AGRICOLE & HORTICOLE

Dans les écoles primaires, les fermes-écoles, les écoles normales et professionnelles.

OUVRAGES ÉLÉMENTAIRES.

Catéchisme agricole, à l'usage des écoles rurales, augmenté de *notions de jardinage et d'arboriculture*, par MICHEL GREFF; 14e édit., 1 vol. in-18 cart. **60 c.**

Manuel du Cultivateur, *traité élémentaire d'agriculture pratique*, l'usage des écoles primaires, par CAMILLE PLANCHARD; 5e édit. 1 ol. in-12, cart. **1 fr. 50 c.**

Cours d'agriculture théorique et pratique, à l'usage des écoles primaires et des plus simples cultivateurs, par EMILE JAMET; 1 vol. in-12 de 400 pages, br. **3 fr. 50 c.**

Notions élémentaires d'agriculture, à l'usage des écoles primaires, rédigées sur le plan adopté par le Conseil académique de Bordeaux, par CHEVALIER; 5e édit., 1 vol. in-18, cart. **60 c.**

Notions d'agriculture théorique et pratique, à l'usage des élèves des écoles rurales et des agriculteurs praticiens, par FÉLIX MASURE; 1 vol. in-12, cart. **1 fr.**

Notions d'agriculture, à l'usage des écoles rurales et des campagnes, par R. GUILLEMOT; nouv. édit. (1870), 1 vol. in-18 avec figures, cart. **70 c.**

Éléments d'agriculture pour les écoles rurales, par P. MEHEUST; 1 vol. in-12 avec fig., cart. **1 fr. 50 c.**

Résumé d'agriculture pratique, *par demandes et réponses*, ou questionnaire agricole pour les écoles primaires, par J. BODIN; 1 vol. in-18, cart. **70 c.**

Traité d'agriculture théorique et pratique à l'usage des écoles primaires, par C. LAURENÇON; 2 volumes in-12 avec 44 figures cart. **1 fr. 50 c.**

Cours d'agriculture pratique, publié sous la direction de A. YSABEAU:

Tome I. — **Premières connaissances agricoles**; 1 vol. in-12 avec fig., br. ou cart. **1 fr. 50 c.**

Tome II. — **Végétaux cultivés**; 1 vol. in-12 avec fig., br. ou cart. **1 fr. 50 c.**

Tome III. — **Animaux domestiques**; 1 vol. in-12 avec fig., br. ou cart. **1 fr. 50 c.**

Tome IV. — **Économie rurale;** 1 vol. in-12 avec fig., br. ou cart. **1 fr. 50 c.**

Le trésor du cultivateur, *Cours familier d'agriculture*, par ISSARTIER père ; 1 fort vol. in-12, br. ou cart. **2 fr.**

Cours élémentaires d'horticulture, à l'usage des écoles rurales, par F. BONCENNE :

Première année : *Organisation des végétaux. — Culture potagère. — Culture des fleurs ;* 3e édit., 1 vol. in-12, cart, **75 c.**

Deuxième année : *Organisation des végétaux ligneux.— Pépinières.— Multiplication.— Plantation. — Taille des arbres à fruit. — Culture de la vigne ;* 3e édit., 1 vol. in-12, cart. **75 c.**

L'agriculture enseignée par la grammaire, à l'usage des écoles rurales, par Mme J. BODIN ; 1 vol. in-12, cart. **75 c.**

Grammaire française raisonnée, *avec exemples agricoles,* par E. DOUAY, 1 vol. in-12, cart. **75 c.**

Arithmétique agricole, par HENRI FABRE ; 1 vol. in-12, cart. **1 fr. 25 c.**

Arithmétique agricole, par LEFOUR et BRÜLL ; 1 v. in-12, cart. **75 c.**

Les promenades du jeudi, livre de lecture courante à l'usage des écoles de filles, par Mme PINET ; 1 vol. in-12, cart. **1 fr.**

La bonne ménagère agricole, ou *simples notions d'économie rurale et d'économie domestique,* livre de lecture à l'usage des jeunes filles des écoles primaires, par L. E. BÉRILLON ; 4e édltion, 1 vol. in-12 cart. **1 fr. 25 c.**

La fermière, *notions élémentaires d'économie domestique agricole,* par MICHEL GREFF ; 5e édition, 1 vol. in-18, cart. **60 c.**

Conseils aux jeunes filles qui doivent devenir fermières, par J. BODIN ; 1 vol. in-18, cart. **60 c.**

Recueil de dictées, leçons et problèmes sur l'agriculture, rédigé conformément au programme officiel de l'enseignement agricole, par F. ASTIER :

Livre de l'élève, 1 vol. in-12, cart. **1 fr. 25 c.**

Livre du maître, 1 fort vol. in-12, cart. **2 fr.**

Lectures et dictées d'agriculture, revues et annotées, par G. HEUZÉ ; 1 vol. in-12, cart. **75 c.**

Lectures manuscrites *sur les premiers éléments de l'agriculture,* avec questionnaires, par MM. PINET et NAUDET 5e édition, 1 vol. in-12, cart. **80 c.**

L'école et la ferme, ou *une lecture par semaine sur les travaux de l'année agricole,* par MM. MICHEL GREFF ; 5e édition, 1 vol. in-18, cart. **60 c.**

Envoi franco *contre mandats de poste,*

Les veillées de la ferme, *notions d'agriculture et d'hygiène rurale,* par LOUIS FORTOUL; 1 vol. in-18, cart. **60 c.**

Les veillées de la ferme du Tourne-bride, entretiens sur l'agriculture, l'exploitation des produits agricoles et l'arboriculture, par P. JOIGNEAUX; 1 vol. in-12, avec figures, br. ou cart. **1 fr. 05 c.**

Les ravageurs, *entretiens de l'oncle Paul avec ses neveux sur les insectes nuisibles à l'agriculture,* par HENRI FABRE; 1 vol. in-12, avec fig. cart. **1 fr. 20 c.**

Les auxiliaires, *entretiens sur les insectes utiles,* par LE MÊME; 1 vol. in-12, avec fig. cart. **1 fr. 20 c.**

Les serviteurs, *entretiens sur les animaux domestiques,* par LE MÊME; 1 vol. in-12, avec fig., cart. **1 fr. 20 c.**

Histoire du grand Jacquet, métayer, livre de lecture, par MÉPLAIN et TAISY; 1 vol. in-12, avec fig., cart. **75 c.**

Paix aux animaux! livre de lecture courante, par F. M. SOREL; 1 vol. in-18, cart. **25 c.**

Les veillées de Jean Rustique, *simples entretiens sur les animaux utiles et nuisibles,* par J. PIZETTA; 1 vol. in-12, avec figures, br. ou cart. **1 fr. 50 c.**

Les oiseaux et les insectes, *causeries d'un instituteur avec ses élèves,* par VICTOR HENRION; 1 vol. in-12, avec fig., cart. **1 fr. 25 c.**

Promenades dans les Champs, *visites à la ferme et à l'exploitation,* livre de lecture courante, par M. FRANCK; 2e édition, 1 vol. in-12, cart. **1 fr.**

Entretiens sur l'hygiène, *à l'usage des campagnes,* par le docteur DESCIEUX; 6e édition, 1 vol. in-12, br. ou cart. **1 fr. 25 c.**

Le petit livre de la santé et du bien-être, *notions pratiques d'hygiène de médecine et de pharmacie usuelles,* par AUG. GAFFARD; 1 vol. in-18, de 200 pages compactes, br. **1 fr.**

La botanique au village, par S. HENRY BERTHOUD; 3e édition, 1 vol. in-12 avec fig., br. ou cart. **1 fr. 50 c.**

Bibliothèque de la science des campagnes, lectures agricoles et industrielles :

- **Terres cultivables,** *amendements et engrais,* par BARON.
- **Défrichements,** *irrigations et drainage,* par A. YSABEAU.
- **Instruments agricoles,** *labours, semailles, moissons,* par LE MÊME
- **Plantes alimentaires** *et plantes fourragères,* par LE MÊME.
- **Comptabilité agricole** *simplifiée,* par LE MÊME.
- **Plantes industrielles,** par LE MÊME.
- **Les vignobles et les vergers,** par LAUZA.
- **Vaches laitières,** *bœufs et animaux d'attelage,* par COLLOT.

André SAGNIER, Libraire-Éditeur-Commissionnaire

Porcs, lapins, *oiseaux de basse-cour*, par A. YSABEAU.
Abeilles, *vers à soie et pisciculture*, par A. LAUZA.
Entretiens sur l'utilité des oiseaux, par CH. VIEL.
Culture des arbres fruitiers *à tout vent*, par le docteur HENRI ISSARTIER.
Industries se rattachant à l'agriculture, par A. YSABEAU.
Le jardin potager, *culture maraîchère*, par LE MÊME.
La botanique des écoles, par J. PIZETTA.
Petit code pratique du cultivateur, par A. YSABEAU.
L'astronomie vulvarisée *à l'usage des écoles et des campagnes*, par A. BOILLOT.
Éléments de météorologie, par LE MÊME.
18 volumes in-18 cart., chacun — 60 c.

L'école des engrais chimiques, *premières notions de l'emploi des agents de fertilité*, par GEORGES VILLE ; 1 vol. in-12, br. — 1 fr.

Simples notions sur l'achat des engrais commerciaux, exposé élémentaire des faits qu'il importe aux cultivateurs de ne pas ignorer, *utilité des laboratoires de chimie agricole*, par AD. BOPIERRE ; 1 vol. in-12, avec pl. color. hors texte et figures noires, br. — 2 fr.

Petit cours de chimie agricole, par J. MALAGUTI, 1 vol. in-18 ; broché, 1 fr. 25, cart. — 1 fr. 40 c.

Chimie agricole, par HENRI FABRE ; 1 vol. in-12, avec fig. — 1 fr. 20 c.

Veillées d'un vieux répartiteur de campagne, *petit Code rural des Contributions directes*, par DESLIGNIÈRES et LAMBERT ; 6e édit., 1 vol. in-12, relié. — 2 fr.

Catéchisme de droit public, *par demandes et par réponses*, à l'usage des écoles et des cours d'adultes, par D. MILLET, auteur de l'*A B C des Contributions directes* ; 1 vol. in-12, br. — 75 c.

Les bons conseils de M. le Maire *sur la police rurale, le droit rural, le droit usuel*, par A. YSABEAU ; 1 vol. in-12, br. ou cart. — 2 fr.

Comptabilité agricole, par A. DUPERRON ; 2 vol. in-4o obl. br. — 3 fr.

Nouvelle comptabilité agricole *simplifiée*, par ED. VIANNE (sous presse).

Les richesses de la France, *étude complète sur la situation agricole, industrielle et commerciale de la France et de ses colonies* (enseignement secondaire spécial, 4e année), par E. KLEINE ; 1 fort vol. in-12, br. — 3 fr.

NOTA. — Notre librairie se charge de la propagation de tous les ouvrages relatifs à l'enseignement agricole et horticole.

Envoi franco *contre mandats de poste,*

De l'engrais pour rien, sa production à la ferme. Les cultures toujours rémunératrices. De gros profits, par N. DELAGARDE; 1 vol. in-12. **2 fr. 50**

La Campagne, *paysages et paysans,* par EUG. NOEL; 1 vol. grand in-8°. **3 fr. 50**

Nouvelles considérations sur les maladies des vers à soie et sur les épidémies en général, par EMM. LE MOYNE; broch. in-8°. **1 fr.**

Les appareils vinicoles dans le midi de la France, par le Dr L. DE MARTIN; 1 petit vol. in-8°. **2 fr.**

De la destruction de quelques insectes nuisibles à l'agriculture, par AD. BRONSVICK. **30 c.**

Traité populaire des denrées alimentaires et de l'alimentation. Choix, falsification et conservation des denrées alimentaires, par J. SQUILLIER; 1 vol. in-12. **3 fr.**

Falsifications et autres défectuosités des principales substances médicamenteuses et alimentaires, par NORBERT GILLE; 1 vol. in-12. **3 fr.**

Manuel populaire sur les soins à donner aux animaux appartenant aux races bovine, ovine et porcine, par EUG. VAN BERCHEM; 1 petit vol. in-12. **1 fr. 25**

Manuel populaire sur les soins à donner aux chevaux, ânes et mulets employés au travail dans les champs ou l'industrie, par MODESTE FOELEN; 1 petit vol. in-12. **1 fr. 25**

La Revue agricole illustrée, guide du châtelain, par A. LEROY; 1 vol. in-4°. **5 fr.**

Guide de la fabrication économique des engrais, par F. ROHART; 1 beau vol. in-8° (épuisé). **15 fr.**

Guide pratique du fabricant de sucre, par N. BASSET; 2 vol. in-8° (épuisé). **30 fr.**

Cours d'agriculture à l'usage des écoles primaires, par J.-P. PRADELLE; 1 vol. in-8°. **3 fr.**

La Prairie, par L. MOLL; broch. in-8°. **1 fr. 25**

Encyclopédie pratique de l'agriculteur, par L. MOLL et EUG. GAYOT. Tomes 1 à XII (13e et dernier volume en préparation). Prix de chaque volume. **7 fr. 50**

Le livre de la ferme et des maisons de campagne, publié sous la direction de P. JOIGNEAUX; 2 vol. grand in-8, ornés de nombreuses gravures. **32 fr.**

Almanach Gressent, essentiellement horticole, années 1868, 1869 et 1870. Prix de chaque vol. **50 c.**

Pratique avec science, *Histoire du progrès agricole en Angleterre au dix-neuvième siècle,* par F. ROBIOU DE LA TRÉHONNAIS ; 1 vol. in-12. **3** fr.

Lard et Jambon, *Manuel de la porcherie,* par F. ROBIOU DE LA TRÉHONNAIS ; 1 vol. in-12. **3** fr. **50**

L'Horticulteur gastronome. *Bons légumes et bons fruits.* par V.-F. LEBEUF ; 1 vol. in-18. **1** fr. **50**

Culture des Champignons *de couche et de bois et* **de la Truffe,** par V.-F. LEBEUF ; 1 vol. in-12. **2** fr. **50**

Culture de la Vigne, *Guide du Vigneron et de l'Amateur de treilles,* par V.-F. LEBEUF ; 1 vol. in-18, orné de 32 figures. **2** fr. **50**

Révolution agricole, *ou moyen de faire des bénéfices en cultivant les terres,* par F.-V. LEBEUF ; 1 vol. in-18. **3** fr.

Du Travail des Boissons, *ou ce qui est permis et défendu* dans la manipulation des vins, alcools, eaux-de-vie, absinthes, kirsch, rhum, liqueur, eaux gazeuses, cidres, sirops, vinaigres, bières, etc., par V.-F. LEBEUF ; 1 vol. in-12. **3** fr.

Recueil d'analyses chimiques *à l'usage de l'agriculture moderne,* par EMILE GUEYMARD ; 1 vol. in-8°. **5** fr.

Simples notions sur l'achat et l'emploi des engrais commerciaux, Exposé élémentaire des faits qu'il importe aux cultivateurs de ne pas ignorer, *Utilité des laboratoires de chimie agricole,* par AD. BOBIERRE ; 1 vol. in-12 avec planches coloriées. **2** fr.

Manuel du chimiste agriculteur, par A. F. POURIAU ; 1 vol. in-12. **6** fr.

Almanach de l'Agriculture, publié par J.-A. BARRAL, années 1867, 1868, 1869, 1870 ; chaque vol. **50** c.

L'Agriculture du nord de la France, par J.-A. BARRAL, tome Ier. *La Ferme de Masny,* exploitée par M. Fiévet, lauréat de la prime d'honneur du Nord en 1863 ; 1 beau vol. grand in-8°, avec de nombreuses figures et 6 planches. **12** fr.

Tome. II. Voir plus haut, page 4. *Les deux vol. pris ensemble,* au lieu de 27 fr. **25** fr.

Le blé et le pain. — *Liberté de la boulangerie,* par J.-A. BARRAL ; 2e édit. (1867), revue et augmentée, précédée d'une lettre de *M. Léonce de Lavergne ;* 1 fort vol. in-12 de 750 p. **7** fr. **50**

Trilogie agricole, par J.-A. BARRAL ; 1 vol. in-12. **3** fr. **50**

Journal de l'agriculture, dirigé par J.-A. BARRAL ; Tomes I à VIII (du 20 juillet 1866 au 30 juin 1868). **100** fr.

Presse scientifique et industrielle des Deux Mondes, publiée par J.-A. BARRAL, années 1859 à 1867 ; 17 vol. grand in-8° (collection très-rare). **250** fr.

Envoi franco contre mandats de poste.

Le Bon fermier, par J.-A. BARRAL; édit. de 1870; 1 très-fort vol. in-12. **7 fr.**

Les mérinos, par EMILE BAUDEMENT, précédé de considérations sur l'espèce ovine, par *Guy de Charnacé;* 1 vol. in-12 avec figures. **2 fr.**

Animaux et plantes *à importer et à domestiquer dans l'Europe moyenne,* par le Dr SACC; 1 vol. in-12, avec figures. **2** fr.

Principes de zootechnie, par EMILE BAUDEMENT; 1 vol. in-12, avec figures. **2** fr.

Mortalité, hygiène et alimentation du bétail, par A. GOBIN; 1 vol. in-12. **2** fr.

La culture du houblon, par E. JOURDEUIL; 1 vol. in-12, avec figures. **2** fr.

Nota. — Les cinq ouvrages précédents font partie de la *Bibliothèque de l'agriculture,* publiée sous la direction de M. J.-A. Barral.

Statique chimique des animaux, appliquée spécialement à la question de l'emploi agricole du sel, par J.-A. BARRAL; 1 vol. in-12, relié (très-rare). **12** fr.

Culture du poirier, par CH. BALTET; 1 vol. in-12, avec figures. **1** fr.

L'Art de greffer, par CH. BALTET; 1 vol. in-12, avec fig. **3** fr.

Bulletin de l'Institut agricole de l'Etat (*Belgique*), fondé à Gembloux en 1860. Tome Ier, comprenant les années 1860 à 1867; 1 vol. in-8°. **5** fr.

Les conifères, monographie raisonnée, classée par ordre alphabétique, de la collection complète des conifères, tant indigènes qu'exotiques, cultivés dans son établissement horticole, par ADRIEN SENECLAUZE; 1 vol. grand in-8°. **5** fr.

Les libre-échangistes ne sont pas des économistes *Législation des céréales,* par le marquis DE FRANCLIEU; 1 vol. in-8°. **6** fr.

Histoire des classes rurales en France, *et de leurs progrès dans l'égalité civile et la propriété,* par HENRY DONIOL; 2e édit.; 1 vol. in-8°. **7 fr. 50**

Economie rurale de la France depuis 1789, par LÉONCE DE LAVERGNE; 3e édit., 1 vol. in-12. **3 fr. 50**

Essai sur l'économie rurale *de l'Angleterre, de l'Ecosse et de l'Irlande,* par LÉONCE DE LAVERGNE; 4e édit., 1 vol in-12. **3 fr. 50**

L'Agriculture et la population, par LÉONCE DE LAVERGNE; 2e édit.; 1 vol. in-12. **3 fr. 50**

L'Arboriculture fruitière *théorique et pratique*, par GRESSENT; 4e édit.; 1 fort vol. in-12, orné de 332 figures. 7 fr

Leçons élémentaires théoriques et pratiques d'arboriculture (*fruits de table*), par GRESSENT; 1 v. in-18. 1 fr. 50

Traité d'épalements métriques, par L. DUEZ; brochure in-8o. 1 fr

L'Agriculture méridionale. **Le Gard et l'Ardèche**, par L. DESTREMX DE SAINT-CHRISTOL; 2e éd.; 1 vol. in-8 de 314 pag. 3 fr.

L'Agriculture méridionale. **Essai d'économie rurale et d'agriculture pratique**, par L. DESTREMX DE SAINT-CHRISTOL; 2e édit.; 1 vol. in-8o de 314 pages. 2 fr. 50

40 poires *pour les six mois de juillet à mai*, par P. DE MORTILLET; 1 vol. in-8o (épuisé). 4 fr. 50

De la destruction des insectes *nuisibles aux récoltes*, par HECQUET D'ORVAL; broch. in-8o. 1 fr. 25

Etude sur le morcellement de la propriété, suivie de notions élémentaires sur l'échange, par L. CH. BONNE; 1 vol. in-18. 1 fr.

Œuvres agricoles de Jacques Bujault, complétées et accompagnées de notes inédites, par J. RIEFFEL et E. AYRAULT; 3e édit.; 1 fort vol. grand in-8o, illustré. 6 fr.

Le Vigneron provençal, *ampélographie méridionale*, cépages provençaux et autres, par ANDRÉ PELLICOT; 1 vol. in-12. Prix. 3 fr. 50

Guide théorique et pratique du cultivateur, ou enseignement clair et précis de la science agricole moderne, par T. ROBIN; 1 vol. in-8o de 312 pages. 3 fr.

L'Agriculture progressive, choix de notions pratiques et d'expériences agricoles, précédé d'un mémoire sur les prairies, par PIERRE VIDAL; 1 vol. in-12. 1 fr. 75

Le Bien-être de l'ouvrier, par l'abbé TOUNISSOUX; 1 vol. in-12. 3 fr.

La Villageoise à Paris, ou tristes conséquences du déclassement des jeunes personnes, par l'abbé TOUNISSOUX; 1 vol. in-8o. Prix. 2 fr.

L'Amour du clinquant, ou exposé des tendances et des habitudes les plus répandues et les plus funestes de notre époque, par l'abbé TOUNISSOUX; 1 vol. in-12. 2 fr.

Ne fuyons pas les campagnes, par l'abbé TOUNISSOUX; 1 vol. in-12. 1 fr. 50

Les Générations spontanées, par EUG. NOEL; broch. in-8o. Prix. 50 c.

Envoi franco contre mandats de poste.

Études sur le vin, par L. PASTEUR; 1 beau vol. grand in-8°, avec figures coloriées (épuisé). **30** fr.

Précis de chimie industrielle, par PAYEN; nouvelle édition (1868), 2 vol. et 1 atlas. **25** fr.

Habitations champêtres. Recueil de maisons, villas, chalets, pavillons, kiosques, berceaux, parterres, gazons, serres, orangeries, parcs et jardins, dans tous les styles, par V. PETIT; 100 planches lithogr. grand in-4°, coloriées. **60** fr.

Les mêmes, non coloriées. **30** fr.

Éléments des sciences physiques *appliquées à l'agriculture,* par A.-F. POURIAU; 2 vol. in-12. **14** fr.

Manuel populaire de morale et d'économie politique, par J.-J. RAPET; 2e édit.; 1 vol. in-12. **3** fr. **50**

Le Jardinier des salons, par YSABEAU; 1 vol. in-18. **1** fr.

Le Jardinier des fenêtres *et des appartements;* par RAMY; 4e édit.; 1 vol. in-12. **3** fr. **50**

Le Jardin fleuriste, par AUG. RIVIÈRE; 3e édit.; 1 vol. in-12. **3** fr. **50**

Prairies et plantes fourragères, par ED. VIANNE; 1 beau vol. grand in-8°, orné de 170 figures. **8** fr.

Le paysan, *ce qu'il est, ce qu'il devrait être,* par F. DE LASTEYRIE; 1 vol. in-18. **1** fr.

Manuel du propriétaire de métairies, principalement dans l'ouest de la France; par J. RIEFFEL; 1 vol. in-12. **3** fr. **50**

Manuel du bouvier, par ROBINET; 2 vol. in-12. **6** fr.

Les engrais chimiques, conférences à Vincennes en 1867 et 1868, par GEORGES VILLE; 3e édit.; 2 vol. in-12. **7** fr.

Manuel de l'éleveur de chevaux, par VILLEROY; 2 vol. in-8°. **12** fr.

Manuel des irrigations, par VILLEROY et MULLER; 2e édit.; 1 vol. in-12. **3** fr. **50**

Le Jardinier de tout le monde, par YSABEAU; 1 fort vol. in-12, avec figures. **4** fr. **50**

Du rôle de la femme en agriculture, projet d'un institut rural féminin, par C...; 1 vol. in-12. **1** fr. **50**

Étude sur l'économie rurale de l'Alsace, par EUG. TISSERAND et LEFÉBURE; 1 vol. in-12. **2** fr. **50**

Manuel de l'amateur de jardins, traité général d'horticulture, par DECAISNE et NAUDIN; 1re, 2e et 3e parties, chacune **7** fr. **50.**

Traité des vaches laitières *et de l'espèce bovine en général,* par F. GUENON ; 4e édit., 1 vol. in-8°, avec fig. **6** fr.

Histoire naturelle des animaux, *zoologie du jeune âge,* 1 vol. in-4°, avec 33 planches comprenant 350 figures, broché. **16** fr.

Cartonnage élégant, en plus. **2** fr.

Relieure en percaline, plats dorés en plus. **4** fr.

Annuaire des engrais et des amendements, pour les années 1860 à 1865, par F. ROHART ; 6 vol. in-18, chaque **3** fr.

Les derniers progrès de la science, par R. RADAU ; 1 vol. in-12. **1** fr. **50**

Recueil de procédés de jaugeages, depuis le volume d'une source jusqu'à celui de tous les cours d'eau, par EMILE GUEYMARD ; broch. in-8°. **2** fr. **50**

Cours élémentaire de botanique appliquée à l'agriculture, par CH. CAVE ; 1 vol. in-18. **1** fr.

Études d'économie rurale. — **La Lombardie et la Suisse,** par EMILE DE LAVELEYE ; 1 vol. in-12. **3** fr.

Essai sur le régime des eaux, *navigables et non navigables,* par ADOLPHE CHAUVEAU ; 1 vol. in-8°. **3** fr.

Traité de l'éducation des vers à soie au Japon, traduit du japonais par ordre ministériel, par LÉON DE ROSNY ; 2e édit., ornée de 12 planches nouvelles, 1 vol. in-8°. **5** fr.

L'art d'élever les vers à soie, par le Comte DANDOLO ; 7e édit. 1 fort vol. in-8° avec planches. **7** fr. **50**

Nouvelle flore française, par MM. GILLET et MAGNE ; 2e édit. 1 fort vol. in-12. **8** fr.

Les cultivateurs devant l'enquête parlementaire, par le Comte A.-M. PELET DE LAUTREC ; broch. in-8°. **1** fr. **25**

Tables de multiplication, à l'usage des préfets, sous-préfets, directeurs des contributions directes, officiers du génie, géomètres en chef du cadastre, ingénieurs, architectes, commerçants, banquiers, agents de change, etc., par M. OYON 4e édit., 2 vol. in-4° (1 à 500. — 501 à 1000). **30** fr.

Dictionnaire général d'administration, publié sous la direction de M. ALFRED BLANCHE, secrétaire général de la préfecture de la Seine ; 2 forts vol. grand in-8° sur deux colonnes. **35** fr.

Envoi franco *contre mandats de poste,*

Nouveau manuel complet de l'éleveur d'oiseaux de volière et de cage, par P.-P. LESSON; nouvelle édition, revue par W. MAIGNE; 1 vol, in-18. **3** fr.

Culture de l'olivier; *son fruit et son huile,* par JOSEPH RAYNAUD; 1 vol. in-12. **4** fr.

Manuel des constructions rurales, par T. BONA; 3e édit. 1 vol. in-12, avec fig. **3** fr. **50**

Nouveau manuel complet du brasseur, par F. MALEPEYRE; 2 vol. in-18, avec fig. **7** fr.

Nouveau manuel complet du vétérinaire, par LEBEAUD; 1 vol. in-18. **3** fr.

Nouveau manuel complet du fabricant de sucre et du raffineur, par F.-S. ZOÉGA; 1 vol. in-18, avec fig. **3** fr. **50**

Nouveau manuel complet de la fabrication et de l'application des engrais *animaux, végétaux et minéraux,* par E. et H. LANDRIN; 1 vol. in-18, avec fig. **2** fr. **50**

Nouveau manuel complet du pêcheur *d'eau douce et de mer,* par PESSON-MAISONNEUVE et MORISSEAU; nouv. édition, revue par G. PAULIN; 1 vol. in-18. **3** fr. **50**

Guide pratique de drainage, par KIELMANN; 1 v. in-12. **1** fr.

Recherches sur la pomme de terre depuis 1768, par LE ROY-MABILLE; broch. in-8°. **1** fr. **25**

La pomme de terre guérie *par la plantation d'automne,* par LE ROY-MABILLE; broch. in-8°. **75** c.

La pomme de terre régénérée *par la maturité,* par LE ROY-MABILLE; broch. in-8°. **1** fr.

L'Agriculture, par P. JOIGNEAUX; 1 vol. in-18, *franco* **35** c.

Petite bibliothèque économique et rurale, ou *la Science agricole mise à la portée de tout le monde :*

L'Arboriculture fruitière en 24 leçons, par J.-B. VERLOT; broch. in-8°. **60** c.

Petite méthode d'éducation des vers à soie; in-8°. **50** c.

Maladie de la vigne; in-18 de 36 pages. **25** c.

Instructi n sur la culture du mûrier; in-18 de 36 pages. **25** c.

Culture et conservation des pommes de terre. **25** c.

Culture du jardin fruitier et du verger; 1 petit vol. in-18. **75** c.

Conseils sur les semis de graines de légumes, par M. LÉONCE DE LAMBERTYE. **50** c.

Les lois de l'arboriculture fruitière : 1° Du pincement, par M. VILLERMOZ; 2° Opérations d'eté, par M. VERRIER; 3° Code de la taille, par M. LAUJOULET; broch. in-18. **25** c.

Le Nouveau jardinier illustré, édition de 1870; 1 vol. in-12, avec 500 figures. **7** fr.

L'Agriculture allemande, *ses écoles, son organisation, ses mœurs* et ses pratiques les plus récentes, par ROYER; 1 vol. grand in-8°, avec plans et figures, papier vergé (Paris, imprimerie royale, 1847); relié. **10** fr.

Les arbres, *étude sur leur structure et leur végétation,* par MM. SCHACHT et ED. MORREN; 1 vol. grand in-8°, orné de 205 figures. **16** fr.

L'Atmosphère, le sol et les engrais, par AD. BOBIERRE, avec une introduction, par JULES RIEFFEL; 1 fort vol. in-12. **5** fr.

L'Ecole des engrais chimiques, *premières notions de l'emploi des agents de fertilité,* par GEORGES VILLE; 1 vol. in-12. Prix. **1** fr.

Traité de comptabilité agricole, par EDMOND DE GRANGES DE RANCY; 2e édit.; 1 vol. in-8° (épuisé et rare.) **6** fr.

Traité pratique de la culture des pins *à grande dimension,* par L.-G. DELAMARRE; 3e édit.; 1 vol. in-8°. Paris, 1831, relié. **7** fr. **50**

Cours élémentaire de culture des bois, par LORENTZ, complété par A. PARADE; 2e édition; 1 vol. in-8°. Paris, 1837, relié. **8** fr.

Manuel des arbitres, ou Traité des principales connaissances nécessaires pour instruire et juger les affaires soumises aux décisions arbitrales, par M. CH.; 1 vol. in-8°. Paris, 1834 (épuisé). **12** fr.

Dictionnaire de législation usuelle, par ERNEST CADET; 1 fort vol. in-12 (1870). **4** fr. **50**

L'Impôt et son emploi expliqués par demandes et par réponses, *Catéchisme du contribuable,* par G. ISAMBERT; 3e édit.; 1 petit vol. in-18, *franco* **50** c.

Culture du chasselas à Thomery, par ROSE CHARMEUX, 1 vol. in-12, avec figures. **2** fr.

Instruction élémentaire sur la conduite des arbres fruitiers, par A. DU BREUIL; 7e édit., augmentée et complétement remaniée; 1 vol. in-12, avec figures. **2** fr. **50**

La pêche et les poissons, dictionnaire général des pêches, par H. DE LA BLANCHÈRE; 1 fort vol. grand in-8°, orné de 48 planches coloriées. **30** fr.

Nouveau guide pratique des maires, *des adjoints, des secrétaires de mairie et des conseillers municipaux,* par DURAND DE NANCY; 2e édit.; 1 fort vol. in-12. **5** fr.

Le Jardinier des appartements, des fenêtres, des balcons et des petits jardins, par MAURICE CRISTAL; 1 vol. in-12. **2** fr.

Envoi franco contre mandats de poste.

Le Vol des araignées, araignées en l'air, fils de la Vierge, par le P. J.-M. BABAZ; broch. in-8°. **75** c.

Le Petit conservateur de la santé, par AD. BRONSVICK; broch. in-18. **20** c.

Etude sur la propriété foncière, par DANZEL D'AUMONT; 1 petit vol. in-8°. **1** fr. **50**

De l'inoculation du bétail, pour prévenir la pleuro-pneumonie exsudative des bêtes ovines, par le docteur J.-M.-J. DE SAIVE; 1 petit vol. in-8°. **2** fr. **50**

Amis et ennemis de l'horticulteur, par H. DE LA BLANCHÈRE; 1 vol. in-12, orné de 188 figures. **3** fr. **50**

L'Agriculture dans la Campine, par P. JOIGNEAUX; 1 vol. in-12. **2** fr. **25**

La vigne en France, et spécialement dans le sud-ouest, par ROMUALD DEJERNON; 1 vol. in-8°. **4** fr.

Nouveau manuel d'agriculture, par une Société d'agronomes; 1 vol. in-12, avec figures. **2** fr.

Les Insectes considérés comme nuisibles à l'agriculture, moyens de les combattre, par ERNEST MENAULT; 1 vol. in-12, avec figures. **2** fr. **50**

Culture de l'eau, par C. MILLET; 1 beau vol. in-8°, illustré. **3** fr.

Guide pratique de la vidange agricole, par J.-H. TOUCHET; 2e édit; 1 vol. in-12, avec figures. **1** fr.

Mémoire sur les avantages que le royaume peut retirer de ses grains, considérés sous leurs différents rapports avec l'agriculture, le commerce, la meunerie et la boulangerie, par PARMENTIER; 1 vol. in-4°, avec 10 pl. Paris, 1789. **20** fr.

Manuel théorique et pratique du jardinier, par PIROLLE, NOISETTE et BOITARD; 1 fort vol. in-12 de 572 pages, avec figures. **5** fr.

Le Draineur, *indicateur des améliorations agricoles*, publié sous la direction d'ED. VIANNE, années 1856 et 1857; 2 forts vol. grand in-8°, avec nombreuses figures. **8** fr.

Nota. — Le *Draineur* renferme les instructions les plus complètes sur la théorie et la pratique du drainage.

Traité des constructions rurales, par L. BOUCHARD-HUZARD; 3 vol. grand in-8, avec plans et figures. **25** fr.

Manuel illustré du jardinier fleuriste, par BRÉANT et BOITARD; 1 fort vol. in-12 de 540 pages, avec fig. coloriées. **5** fr.

Le bon jardinier, édition de 1870; 1 très-fort vol. in-12. **7** fr.

Leçons élémentaires de droit commercial, à l'usage des écoles professionnelles, par L. CH. BONNE; 1 vol. in-18, **1** fr.

Notions de chimie usuelle, par Is. PIERRE; 1 vol. in-12, avec figures. **2** fr. **50**

Herbier agricole, ou liste des plantes les plus communes, par J. BODIN; 1 vol. in-18, avec 110 figures. **80** c.

Prairies artificielles, par Is. PIERRE; 1 vol. in-12. **1** fr.

Le second Empire *devant l'opinion publique et le suffrage universel,* entretiens politiques au village, par H.-M. DESLIGNIÈRES; 1 vol. in-12. **50** c.

Petit Code du voyageur en chemin de fer, entretiens familliers sur le droit usuel, par H.-M. DESLIGNIÈRES; 2e édit.; 1 vol. in-12. **1** fr.

Le même ouvrage, relié élégamment en percaline. **1** fr. **50**

La taxe du pain, par VICTOR EMION; 1 vol. in-8°; broch. ou rel. **4** fr.

Essai sur l'économie rurale de la Belgique, par EM. DE LAVELEYE; 2e édit.; 1 vol. in-12. **3** fr. **50**

Etudes d'économie rurale. *La Néerlande,* par EM. DE LAVELEYE; 1 vol. in-12. **3** fr. **50**

Causeries agricoles, par CH. LE HARDY DE BEAULIEU; 1 vol. in-12. **3** fr. **50**

Les richesses de la France, étude complète sur la situation agricole, commerciale et industrielle de la France et de ses colonies, par E. KLEINE; 1 fort vol. in-12, **3** fr., *franco*. **3** fr. **25**

De l'industrie des nourrices *et de la mortalité des petits enfants,* par le Dr MONOT; 1 petit vol. in-8°. **1** fr. **50**

Précis élémentaire d'éducation, en langues française et grecque, par Mme P. ANDRÉADÈS; 1 vol. in-12. **4** fr. **50**

Assortiment complet de tous les ouvrages publiés pour l'application des programmes relatifs à l'*enseignement agricole et horticole,* des collections encyclopédiques *Roret* et *Lacroix,* des bibliothèques dites du *cultivateur,* du *jardinier* (Bixio et Ce), de *l'agriculteur praticien,* du *jardinier-fleuriste* (A. Goin), *agricole, horticole et forestière* (Rotschild), *de la ferme et des maisons de campagne* (V. Masson), *des merveilles* (Hachette), *des sciences morales et politiques* (Guillaumin et Ce), etc. — Ouvrages sur l'administration départementale et communale, sur les contributions directes et indirectes. — Achat et vente d'ouvrages, anciens et modernes, sur l'agriculture et l'horticulture. — Impression et vente d'ouvrages pour le compte des auteurs. (*Voir l'avis placé en tête de ce Catalogue*).

Envoi franco contre mandats-poste, chèques, etc.

---

136. Paris. — Association générale typogr., faubourg St-Denis, 19.

JOURNAUX ET REVUES

—

Le Monde agricole, *revue internationale des faits d'agriculture et d'économie rurale,* publiée par M. Jules Laverrière, lauréat, correspondant et bibliothécaire de la Société impériale et centrale d'agriculture de France, paraissant tous les mois en un joli cahier grand in-8°. Prix de l'abonnement annuel : **6 fr.**

15 abonnements pris ensemble et servis à différentes adresses, au choix du souscripteur. **75 fr.**

Avis. — Le *Monde agricole* ne paraîtra que lorsque 2,000 souscriptions d'abonnement seront parvenues à l'éditeur. — On souscrit dès à présent, sans verser le prix d'abonnement.

Journal d'agriculture progressive, *indicateur général des améliorations agricoles,* fondé et dirigé par Ed. Vianne, paraissant, toutes les semaines, par livraison de 32 pages in-8°. — Prix de l'abonnement annuel : **15 fr.**

Journal d'agriculture pratique, *Moniteur des comices, des propriétaires et des fermiers,* fondé en 1837 par Alexandre Bixio, dirigé par Ed. Lecouteux, secrétaire général de la Société des Agriculteurs de France, paraissant toutes les semaines par livraison de 40 pages in-8°. — Prix de l'abonnement annuel : **20 fr.**

Journal de l'Agriculture, *de la ferme et des maisons de campagne,* de l'horticulture, de l'économie rurale et des intérêts de la propriété, fondé et dirigé par J.-A. Barral, paraissant le 5 et le 20 de chaque mois, en une livraison de 10 feuilles in-8°. — Prix de l'abonnement annuel **25 fr.**

Gazette des Campagnes, *organe politique de la France rurale,* dirigée par Louis Hervé, paraissant toutes les semaines. Prix de l'abonnement annuel : **12 fr.**

Bibliothèque municipale. — *Publications administratives,* dirigées par Louis Lazare.

La *Bibliothèque municipale* forme déjà 10 volumes. Elle a été commencée en 1848, et depuis cette époque il n'est pas un projet de l'administration municipale de Paris qui n'ait été examiné dans tous ses détails. — Chaque volume se compose de 8 livraisons. — Le prix de chaque livraison, accompagnée d'un plan sur acier, est de 3 fr.

—

Abonnements à tous les journaux français et étrangers, contre l'envoi du prix d'abonnement en un mandat ou un bon à vue sur Paris

Châteauroux, Typ. Stéréotyp. A. NURET

www.ingramcontent.com/pod-product-compliance
Ingram Content Group UK Ltd.
Pitfield, Milton Keynes, MK11 3LW, UK
UKHW020328220726
13923UKWH00003B/1428

9 782019 247201